D'UNE

LACUNE ÉNORME

A COMBLER

DANS LA LÉGISLATION FRANÇAISE

9,573. — ABBEVILLE, IMP. R. HOUSSE.

D'UNE

LACUNE ÉNORME

A COMBLER

DANS LA LÉGISLATION FRANÇAISE

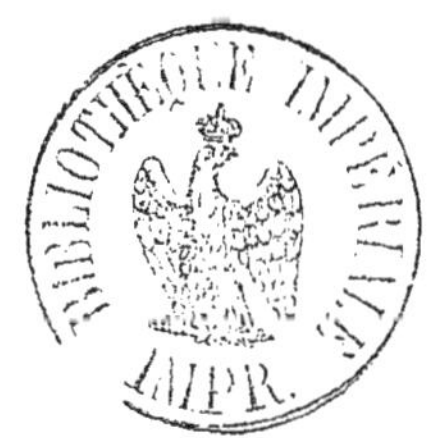

« Il y a encore bien des faux Dieux à abattre. »
NAPOLÉON III, *discours de Bordeaux.*

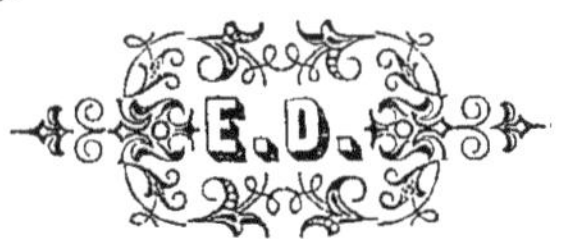

PARIS

E. DENTU, LIBRAIRE-ÉDITEUR

PALAIS-ROYAL, 13, GALERIE D'ORLÉANS

—

1861

D'UNE
LACUNE ÉNORME

A COMBLER

DANS LA LÉGISLATION FRANÇAISE

« Il y a encore bien des faux Dieux à abattre. »
(NAPOLÉON III, discours de Bordeaux.)

Nous avons à cœur, aujourd'hui qu'un champ plus vaste vient enfin d'être ouvert à la liberté de discussion, d'être les premiers à saisir l'opinion publique d'une découverte du plus haut intérêt, et qui nous paraît appelée à un grand retentissement. Si cette découverte se trouve vérifiée, comme nous n'en pouvons guère douter, elle provoquera la réforme d'une partie importante de la législation qui régit en France l'état des personnes, elle fera faire un pas décisif à la science de l'esprit humain, elle donnera le signal d'une révolution dans une branche de la médecine. Quelque fastueuse, quelque hyperbolique que paraisse cette annonce, nous croyons n'avoir rien dit de trop.

Pourquoi le nombre des aliénés a-t-il été toujours en croissant, depuis plus d'un demi-siècle, en France, en Europe, en un mot dans tout le monde civilisé, et spécialement dans la Grande-Bretagne, appelée de tout temps « la terre classique des fous ? » Cette question si grave tient sans cesse en éveil la sollicitude des médecins, des hommes d'Etat, des penseurs, des philanthropes ; elle a souvent occupé la presse religieuse. L'ancien *Univers*, s'il nous en souvient bien, la posait au moins une fois par mois devant la conscience de ses lecteurs. On a tenté d'expliquer ce fait par différentes causes : les uns l'ont attribué à la fréquence des révolutions politiques et à leur réaction sur l'état des âmes, qu'elles attaquent par tant d'endroits ; d'autres, à la chute des croyances, qui enlève aux passions leur frein le plus puissant, et qui exalte jusqu'au délire l'orgueil de la raison individuelle ; d'autres, aux

surexcitations incessantes qu'offre une société démocratique à
tous les genres d'ambition ; aux déceptions poignantes qui atter-
rent, aux prospérités subites qui enivrent. Il y a, dans ces diverses
explications, quelque chose de spécieux, et cependant, il semble à
beaucoup de bons esprits que le mot de l'énigme n'est pas encore
trouvé. Nous serions tenté de croire qu'il vient de l'être. Un
observateur inconnu vient de donner, à ce problème, une solution
qui nous paraît aussi vraie qu'elle est neuve : le lecteur en jugera.

Sous le dernier règne, un ancien et très-obscur soldat de la
presse périodique, journaliste ou gérant de journal, nous ne
savons trop lequel, s'était laissé condamner, comme bien d'autres,
à deux ou trois mois de prison pour le plus insignifiant des délits
de presse. Autorisé, selon l'usage, à passer ces trois mois dans une
maison de santé consacrée au traitement des maladies mentales, il
eut l'idée d'utiliser les loisirs que lui avait faits la justice, pour
mettre à profit le spectacle singulier que lui offrait la médecine.
Il regarda attentivement les malades et les docteurs, prit des
notes sur le mode de traitement et les détails du régime intérieur
de ces établissements philanthropiques, enfin s'enquit de la législation qui préside à l'entrée et à la sortie. Depuis ce temps, il a mé-
dité pendant de longues années sur l'inépuisable variété des com-
binaisons qu'on pourrait tirer du phénomène très-complexe et
très-mystérieux de l'aliénation mentale, quand on place en regard
certains articles de la loi des aliénés et certaines règles de la
thérapeutique particulière qu'on leur applique. Rapprochant
ainsi ces trois ordres de faits, que personne n'a songé à réunir par
la pensée, et dont cependant la réunion forme le nœud du problème qu'il s'agit de résoudre, il a dégagé, de l'étude comparée de
cette triple donnée phsychologique, législative et médicale, une
théorie qui lui appartient en propre, et dont nous allons présen-
ter l'exposé.

Une particularité trop peu remarquée, quoique éminemment
digne de l'être, avait d'abord frappé l'auteur de la nouvelle
théorie : c'est qu'on n'a jamais vu tant de fous que depuis qu'on
a, dit-on, perfectionné l'art de traiter la folie, et multiplié les
médecins spéciaux et les maisons de santé *ad hoc*. Il se trouvait
donc déjà naturellement amené à se demander si cette multipli-
cation anormale des aliénés, au lieu de s'expliquer par les causes
que nous avons énumérées, n'aurait pas plutôt son origine dans
un vice de méthode essentiel, dans une erreur fondamentale de
l'art de guérir : erreur involontaire assurément, mais qui, placée
au début de la science, et prise par elle pour point de départ de
ses spéculations comme pour base de ses procédés, lui fait gâter
inévitablement les deux tiers de ce qu'elle touche. D'observations
en observations, il en vint peu à peu à se démontrer à lui-même
que, depuis soixante ans et plus, la médecine aliéniste et la

législation qui en dérive ont fait complètement fausse route ; qu'elles marchent au hasard, ou plutôt qu'elles vont directement contre leur but, malgré les plus louables intentions. Enfin, il est arrivé à cette conclusion, que si l'on modifie profondément, d'une part les conditions légales de l'admission dans les asiles ; et si, d'autre part, on remanie de fond en comble le système de traitement qu'on suit tous les jours, on verra se produire infailliblement, avant peu, une augmentation notable dans le chiffre des guérisons, et une diminution sensible dans le nombre des cas d'aliénation mentale qu'enregistrent chaque année les statistiques.

Hâtons-nous de le dire hautement : ce n'est point là une accusation directe ou indirecte contre les institutions ou contre les personnes. Il n'y a d'abus, il ne peut y avoir d'abus nulle part. Partout, dans les maisons de santé tenues par l'industrie privée comme dans les établissements de l'Etat, on trouvera surveillance exacte et consciencieuse, respect scrupuleux des droits des citoyens, soins désintéressés, dévouements délicats. Encore une fois, il ne s'agit ici que des erreurs de l'esprit de système, des imperfections de la science, des vices d'une méthode expérimentale, en un mot de ce que Bossuet appellerait les égarements ou *les défaillances de la sagesse humaine, toujours courte par quelque endroit,* qui s'embarrasse dans ses propres subtilités, à qui l'excès même de ses lumières devient un piége, et qu'une sagesse supérieure, *qui se joue en ce monde,* condamne souvent à ne jamais faire si mal que lorsqu'elle veut sincèrement innover et raffiner dans le bien. Rappeler la science au sens commun, replacer la médecine légale sur la base du droit et de la saine philosophie, tel est le but qu'on se propose aujourd'hui. Et peut-être n'aura-t-il pas rendu un médiocre service à son siècle, celui qui fera sortir enfin, l'art de guérir et le public, du cercle vicieux dans lequel ils tournent sans cesse à la suite l'un de l'autre ; car il faut qu'on le sache, nous sommes, depuis soixante ans, sans nous en douter, sous le joug d'une scolastique médicale qui attend la venue d'un Descartes, aidé, s'il se pouvait, d'un continuateur de Molière.

C'est désormais l'ancien journaliste qui va parler. On lira en quelque sorte les impressions ou les souvenirs d'un voyage en pays inconnu.

I

Je pose donc, d'abord, en principe, dût cette assertion faire scandale dès le début, qu'il faut procéder à une révision sévère de la loi du 30 juin 1838, qu'on appelle la loi des aliénés. On l'a dit plus d'une fois : la plus grande preuve de respect qu'on puisse donner aux lois de son pays, c'est d'en signaler les imperfections, quand on le fait avec gravité, avec mesure, et qu'on n'a d'autre mobile que l'intérêt public. Nul ne contestera d'ailleurs qu'il soit permis de discuter sous le gouvernement impérial une institution de la monarchie de juillet : l'Empire a répudié avec éclat la plùpart des traditions du régime qui l'a précédé, et, quand il a recueilli quelque portion de sa succession, il ne l'acceptait sans nul doute que sous bénéfice d'inventaire. Or, nous voyons aujourd'hui, comme sous la monarchie de juillet, la loi du 30 juin 1838 universellement célébrée, exaltée, portée aux nues. Toutes les fois qu'il en est question, médecins, journalistes, jurisconsultes, économistes, statisticiens, se montent tout de suite au ton du dithyrambe; c'est l'honneur du règne qui en a enrichi le code; c'est un chef-d'œuvre d'organisation administrative; c'est le dernier mot de la prévoyance philanthropique. Ces éloges sont mérités à beaucoup d'égards; mais, sur plus d'un point essentiel, ils sont susceptibles de réserves. Ainsi quand on a passé quelques semaines dans un établissement d'aliénés, et qu'à la lueur de ce triste flambeau, on relit quelques-uns des articles essentiels de cette loi, on s'étonne d'y trouver des lacunes énormes; on s'arrête surpris, pour ne pas dire effrayé, de l'insuffisance des garanties qu'elle présente à la société et à la famille. Non pas assurément qu'elle ait jamais pu rendre possible le retour de certains abus invraisemblablement renouvelés d'un autre siècle, comme on le disait il y a vingt-trois ans, sur les bancs de la vieille gauche : déclamations puériles, dont le bon sens public et le temps ont fait justice. Il serait inique, il serait odieux, aujourd'hui que la monarchie de juillet est tombée, de l'accuser de gaieté de cœur d'avoir conspiré la résurrection clandestine de la Bastille sous la forme d'une institution de bienfaisance. Certes, si elle eût osé seulement concevoir la pensée d'un pareil crime, sa chute, mille fois méritée, ne serait plus seulement la révolution du mépris, ce serait le jugement de Dieu, et, de cette chute, il faudrait tirer, pour la leçon de la France et de l'Europe, cette accablante conclusion, que ce sont les gouvernements soi-disant libres qui se jouent le plus effrontément de la liberté des peuples. Mais non : avec la douceur de nos mœurs, avec la haute probité du corps médical, avec la loyale vigilance de toutes les administrations, sans exception, qui se sont succédé depuis le consulat, l'opinion publique peut être aussi rassurée sur tout ce qui touche le passé, qu'elle l'est pour tout ce qui intéresse l'avenir. La liberté individuelle n'a jamais eu et n'aura jamais rien à craindre. Toutefois, si la porte des établissements en question a été fermée avec un soin extrême à tous les méfaits volóntaires, à tous les abus prémédités, il faut bien le reconnaître, elle est restée toute grande ouverte à des légèretés, à des inconsé-

quences, à de fausses mesures de toute sorte, que l'absence de
recours effectifs transforme promptement en autant de malheurs
irréparables : de sorte qu'on peut affirmer avec une parfaite
rigueur que, sur le chiffre total des infortunés qui sont aujourd'hui
enfermés dans les asiles publics et privés de la liberté pour le reste
de leurs jours, parce qu'ils ont perdu la raison, il en faut compter
un nombre indéterminé qui n'ont définitivement perdu la raison
que parce qu'on a commis l'imprudence de les renfermer, en
croyant la leur rendre. Voilà pourquoi cette loi, que tout le
monde prend pour un chef-d'œuvre, n'est en réalité qu'une
chose sans nom. L'explication est bien simple. Une partie a
été conçue ou dictée par des médecins, hommes spéciaux,
qui n'entendaient rien à l'art de faire des lois; l'autre appartient tout entière à des légistes qui ne savaient pas le premier mot de la médecine; c'est dire assez qu'elle doit abonder
en contradictions, car elle repose sur un malentendu innocent,
mais énorme; elle est le produit hybride, incohérent, monstrueux
de deux incompétences ou de deux ignorances combinées, le
résultat d'une double méprise également sincère des deux côtés,
mais qu'il importe d'éclaircir. Allons au fond des choses; cette
loi que subissent aujourd'hui quinze mille Français placés en
dehors du droit commun, est, de toutes les lois d'exception, la
plus exceptionnelle qui fut jamais; elle est l'innovation la plus
hardie qui ait été introduite dans notre droit public depuis 1789,
la négation ou la radiation de tout le code; donnons-lui son
vrai nom : c'est une révolution qui nous a fait reculer de plus
d'un siècle. Et dans un pays où les avocats, les magistrats, les
légistes, les philosophes et surtout les hommes d'esprit se
comptent par dizaines de mille, personne encore n'a soupçonné
cette vérité, qui pourtant, nous l'espérons, sera bientôt aussi
claire que le jour, aussi simple que les axiomes des mathéma-
tiques, aussi élémentaire que l'alphabet.

A quoi tient donc cet état général des intelligences, cette
quiétude universelle sur un si grave intérêt? C'est que la question n'a jamais été présentée sous son vrai jour et posée devant
l'opinion dans ses véritables termes : si elle eût été posée une
seule fois comme elle doit l'être, nul doute qu'elle n'eût été immédiatement résolue. S'il est donné à l'obscur auteur de cet écrit
de l'indiquer, de l'effleurer en passant, il ne le doit qu'à un
accident heureux. Le hasard lui a permis de voir de très près
une situation qui n'a pas encore été décrite, quoiqu'elle ait dû
se reproduire bien des fois depuis soixante ans. Dès qu'on l'aura
décrite, ou seulement esquissée, alors s'ouvriront, devant les
yeux de la société émerveillée, des horizons entièrement nouveaux, tout un monde inexploré : *terra incognita*. Il ne faut

qu'un écrivain dont le talent s'élève à la hauteur du sujet. Mais il est temps que la lumière se fasse, et qu'une voix s'écrie, comme celle de l'auteur du *Novum organum,* quand la scolastique dut recevoir le dernier coup : « J'allumerai un flambeau et j'illuminerai tout l'édifice. »

Quel sera, dans cette partie du domaine de la science, le Bacon ou le Descartes du xix° siècle? On juge bien que nous n'avons point, pour notre propre compte, de si hautes visées : nos prétentions, à nous, sont et doivent être extrêmement modestes ; elles se bornent à mettre de plus habiles que nous sur la trace de la vérité. Pour cela, nous allons essayer de détacher quelques mailles du réseau le plus solidement attaché, le plus ingénieusement tissé, et surtout le plus savamment embrouillé qu'on ait peut-être jamais vu. L'entreprise peut paraître téméraire ; mais on sait, depuis Esope, qu'il ne faut parfois que la dent du rat pour venir à bout de ce filet formidable dans lequel on prend les lions. Du reste, une fois les premières mailles dénouées, la chose ira toute seule ; ce ne sera plus qu'une affaire de patience. Le rare est qu'à mesure qu'on verra clair dans l'imbroglio de la loi du 30 juin 1838, ceux qui l'ont faite ne seront pas moins étonnés que le public ; ils s'écrieront très naïvement qu'ils ne se savaient pas si profonds, et se défendront, non sans raison, d'avoir eu tant d'esprit. Ce sera peut-être le premier fait de ce genre qu'on aura vu dans l'histoire : une mystification développée sur une échelle d'une incommensurable étendue, et couronnée d'un succès inouï, sans que ceux qui l'ont préparée en aient eu conscience le moins du monde. Le grand mystificateur aura été le hasard, car c'est au hasard, on le verra, que revient l'honneur du chef-d'œuvre. C'est un chapitre à ajouter à l'*Histoire du Merveilleux* de M. Figuier, comme la science aliéniste, dont les arcanes ne sont connus que de quelques rares initiés, doit être ajoutée à la liste des sciences occultes.

II

J'ai déjà établi que la loi dite des aliénés était condamnée, par le fait de son origine, à renfermer des contradictions et même des non-sens, parce qu'elle a été l'œuvre collective de deux spécialités qui auront beau faire de leur mieux pour s'entendre. Le droit et la médecine ne se comprendront jamais, attendu qu'ils ne parlent point la même langue : ils se trouveront toujours dans la situation respective de ces deux personnages d'un roman très-connu qui montent ensemble le double escalier du château de Chambord et finissent par se rencontrer au sommet sans s'être vus en montant. Aussi, depuis le premier article de la loi jusqu'au dernier, il semble qu'on joue aux propos discordants. Je n'en veux citer qu'un exemple. Qu'on prenne la peine de relire le titre 2 qui régit les placements volontaires : on verra qu'aux termes de l'article 8, le premier Français venu, armé d'un certificat du premier médecin venu, peut, à toute heure du jour et de la nuit, prendre un autre Français et le conduire, de gré ou de force, dans une maison de fous, où il peut rester jusqu'au dernier jour de sa vie. « Mais c'est une monstruosité! » s'écriaient, il y a vingt-deux ans, quelques membres de l'opposition; et, de fait : « il ne manque à cette coutume, dirait Labruyère, pour être « croyable, que d'être lue dans quelque relation de la Mingré- « lie. » — « Qu'on se rassure, répondaient les défenseurs de la loi; nous avons multiplié, nous avons prodigué les garanties. Voyez plutôt : aux termes du même article 8, le médecin qui vient de recevoir le malade dans son établissement donne avis de son entrée au préfet de police ou au préfet du département dans les vingt-quatre heures; et, aux termes de l'article suivant, dans les trois jours, le préfet délègue un ou plusieurs hommes de l'art pour s'assurer si tout s'est bien passé. » — A merveille : il n'y a qu'une petite chose qu'on oublie ou plutôt qu'on ignore : c'est que, si, par malheur, il y a eu méprise dans le certificat du médecin et dans le placement, en moins de vingt-quatre heures, l'effet de l'entrée dans un tel lieu, l'effet de la réclusion prolongée, et surtout celui du traitement peuvent avoir déjà produit d'incalculables ravages dans l'organisation intellectuelle la plus robuste; mais, au bout de trois jours, et surtout de trois nuits, ce n'est plus un désordre partiel, un trouble momentané que les hommes de l'art auront à constater, c'est une dislocation irrémédiable. Cette vérité d'expérience est connue des aliénistes seulement; un homme d'Etat a le droit de l'ignorer, car nul n'est tenu d'être tout ensemble législateur et médecin. — Ainsi le délégué de l'autorité n'arrive que juste à point pour constater, si l'on peut parler ainsi, le décès d'une intelligence. En ne se pressant pas trop, on est toujours sûr qu'il trouvera un véritable aliéné. — Voilà un système protecteur sagement conçu, et des garanties bien cimentées! « Oh! la société peut être tranquille, » s'écriait-on de tous côtés. La Châtre était tranquille aussi, quand il avait en poche le billet de Ninon, et pourtant vous savez ce qui advint : mais il n'y eut jamais rien de commun entre Mlle de l'Enclos et la monarchie constitutionnelle.

On peut juger, par ce premier aperçu, de l'esprit de prévoyance philanthropique qui a présidé, comme on le dit, à la rédaction des autres articles. Je prendrai donc la liberté d'adresser un très-humble avis à tous ceux qui ont été élevés pieusement dans le respect de la loi du 30 juin 1838 : j'oserai même l'adresser, moi indigne, à MM. les membres du barreau et de la magistrature française ; on a souvent besoin d'un plus petit que soi : — Qu'ils prennent la peine de relire très-attentivement cette loi qu'ils connaissent si bien, et, après avoir fermé leur code, qu'ils se mettent à parcourir une cinquantaine de pages d'un traité quelconque de médecine aliéniste : ou je me trompe, ou ils feront tout à coup quelque découverte à laquelle ils ne s'attendaient pas. Malgré leur sagacité si justement renommée, à mesure qu'ils avanceront, je gage qu'ils s'étonneront de marcher de surprise en surprise. M. Dupin lui-même, tout fin qu'il est, ne sera pas le moins ébahi, quand il se verra subitement illuminé et édifié sur la valeur de ces fameuses garanties, prodiguées par la loi. On a d'abord quelque peine à s'orienter dans ce labyrinthe d'articles et d'aphorismes, enchevêtrés dans un désordre qu'on prendrait bien à tort pour l'effet d'un art machiavélique ; on marche un peu à tâtons, comme dans le cinquième acte du *Mariage de Figaro*, et je ne sais pourquoi, de temps en temps, on croit entendre une voix amie, celle de Basile justement, qui crie dans l'obscurité : « Qui trompe-t-on ici ? » Puis, enfin, la lumière arrive et l'on s'aperçoit que tout ce qui vous paraît donné d'une main vous a été retiré de l'autre. Par une coïncidence fortuite, mais fatale, à chaque recours ménagé par la législation, correspond quelque fin de non-recevoir tirée de la pratique médicale, et partout où un paragraphe d'un aspect rassurant semble vous ouvrir une sortie, la thérapeutique dresse une barrière ou fait surgir un mur infranchissable. Ainsi, la loi, dans l'intérêt des malades, tient sans cesse ouverte à deux battants la porte de toute maison d'aliénés ; mais une fois que le malade a passé le seuil, la médecine la referme si hermétiquement qu'il n'y a plus moyen de repasser. La loi, dans l'intérêt de la liberté individuelle, prescrit un certain nombre de visites de l'administration ou des magistrats ; mais la médecine veut qu'on ménage la sensibilité de ses malades, et elle évince poliment le magistrat, ou le réduit à quelques apparitions rares, tardives et toujours inutiles. — La loi, par respect pour les droits de la famille, veut que les parents puissent toujours reprendre, des mains du docteur, ce malade que d'autres mains lui ont confié : mais, pour le reprendre, il faudrait d'abord le voir, et la médecine objecte gravement que, pour guérir ses clients, elle a besoin de les rendre longtemps invisibles ; et voilà la famille consignée inflexiblement à la porte, comme la magistrature, pendant des mois entiers, pour ne pas troubler l'effet des remèdes. — La loi, pour prévenir l'effet d'une erreur, invite le détenu à protester; mais la médecine répond que la première condition du traitement est l'isolement absolu, ce qui rend assez difficile une protestation à l'adresse du dehors. — La loi réplique : « Si, par hasard, il y avait méprise, on se plaindrait au docteur de la maison; » mais la médecine vous dira : « Le propre de l'aliénation mentale est de ne pas se connaître elle-même; tel détenu se plaint; il croit n'être pas ou n'être plus aliéné : donc il l'est pour tout de bon. » — Et toujours ainsi. — On le voit, c'est dans cette sorte de feu croisé de la médecine et de la loi, c'est dans le double jeu des articles de l'une et des aphorismes de l'autre que gît le mécanisme de l'institution. Il y a plaisir à en démonter les rouages pièce à pièce, mais il n'est rien de tel, je vous le jure, que de voir de près la machine quand elle fonctionne; on dit qu'elle est de fabrique anglaise, comme le gouvernement parlementaire dont elle est un correctif ou un perfectionnement, comme il vous plaira. Je le crois sans peine ; ces choses-là ne naissent pas toutes seules sur le sol de France. Toujours est-il que la victime d'une erreur ou d'un quiproquo s'en tirera difficilement; c'est un engrenage qui ne lâche guère ce qu'il prend. Vous pouvez en croire un témoin bien informé : quiconque y passe y reste. — Ce n'est pas à ce titre, sans doute, que les admirateurs de la loi la trouvent parfaite.

Je ne veux pas dire, et je me garderai tout aussi bien d'insinuer que les auteurs de la législation qui nous occupe ont prémédité une tromperie : comment croire en effet que le pouvoir et la science, comme deux malfaiteurs associés pour un mauvais coup, se seraient donné le mot pour tendre un piége à la nation, et auraient eu pour complices de ce guet-à-pens tous les pairs de France et tous les députés du royaume? Une pareille supposition ne pourrait entrer que dans la tête d'un fou. Je l'ai déjà dit : le hasard seul a tout fait. La médecine, de son côté, s'est mise à l'œuvre ; le conseil d'Etat s'y est mis du sien. — Le hasard, personnifié par les deux chambres, le hasard aveugle comme l'ignorance, a reçu des mains de la médecine et du conseil d'Etat la besogne en partie double qu'on lui présentait, et de ces diverses parties, assorties comme il a plu à Dieu, il a fait un seul tout qui s'appelle la loi du 30 juin 1838. Mais ce qu'il y a de certain, c'est que toutes les garanties qu'elle a l'air de nous offrir se réduisent à des leurres. Qu'on les envisage chacune à part, la pratique médicale les annule; qu'on les envisage dans leur ensemble, elles ne soutiennent pas un instant l'examen, parce que toutes suivent la réclusion au lieu de la précéder; c'est à l'entrée de l'asile qu'il fallait les placer, et, par une inconcevable distraction, nul n'y a pris garde : cela s'appelle en bon français. « Pendre un homme d'abord, et ensuite lui faire son procès. » Franchement, de telles garanties se nommeraient dans la langue énergique de Pascal *une feinte et une grimace;* restons dans le langage parlementaire, et disons, avec M. Guizot, juge si compétent : « Ce ne sont là que vaines apparences, indigne mensonge, et puérile illusion. »

III

Ce résultat était écrit d'avance. Pourrait-on attendre autre chose des deux chambres, quand on suit la marche des discussions qui ont préparé la loi? Entre toutes les choses sérieuses, on n'en saurait imaginer de plus bouffonne. C'est du Molière tout pur. Je renvoie au *Moniteur universel* ou au *Médecin malgré lui.* — On verra si je ne caractérise pas avec exactitude la physionomie des débats. Qu'on lise les séances des 25 et 27 avril 1837, à la chambre des députés. On dirait que la scène se passe, non plus au Palais-Bourbon, mais à la Comédie-Française. Ce n'est point M. Dupin qui préside, je le regrette; c'est M. Dimanche, le père de M. Jourdain, le gros marchand de draps que vous savez; on voit qui je veux désigner : c'est M. Cunin-Gridaine, qui dirige, avec les lumières spéciales d'un bon négociant retiré, une discussion qui roule tout entière sur le droit et la médecine. Le public n'est pas très-nombreux; on va, on vient, on entre, on sort, je dirai plus tard pourquoi. — Parmi messieurs les comédiens ordinaires du roi, quelques Sganarelles d'Etat (qu'on me passe le mot), sont à la tribune, expliquant, à des Gérontes clair-semés sur les bancs, pourquoi *leur fille est muette* et comment il faut s'y prendre pour lui rendre l'usage de la parole et de la raison. — Leur érudition, comme on le pense bien, est presque d'aussi fraîche date que celle du marchand de fagots, improvisé médecin : ils ont pris leurs licences, dans la matinée, en écoutant la leçon de quelque aliéniste *aux rapports,* et ils la répètent avec la complaisance du Bourgeois gentilhomme étalant devant Nicole, après la sortie du maître de philosophie, la théorie des cinq voyelles et les merveilles de l'alphabet. — Malheureusement, nous ne voyons pas un seul représentant du bon sens, qui se permette d'éclater à leur nez comme ferait Nicole ou Dorine. Il se trouve pourtant, çà et là sur la crête de la gauche, quelques pétrifications assez bien conservées du libéralisme à l'état fossile; gens moroses qui croient toujours qu'il y a des traquenards cachés dans le coin de tel ou tel article, et qui craignent à tous propos les *présents des Grecs*, à cause du fâcheux talent que le gouvernement parlementaire eut parfois de manier trop habilement les cartes. Ce sont les Salverte, les Auguis, les Charamaule, voire les Odilon-Barrot, et, à leur tête, le type le plus achevé de la monomanie, Isambert, l'ami des noirs, qui craint, apparemment, que le pouvoir ne fasse la traite des blancs de compte à demi avec la science, ou que la médecine ne traite les citoyens comme des nègres. — On les entend parfois qui grondent à la tribune ou sur leurs bancs : — « Quoi ! vous dépossédez la magistrature du droit de disposer de la personne des Français ! Quoi ! vous n'attendez ni ne consultez la famille ! Quoi ! vous nous mettez à la merci du premier venu ! Quoi ! plus rien que deux pouvoirs en France, l'administration et la médecine, la police et une science occulte qui relève de la police ?... Connaissons-nous les mystères de l'une ou de l'autre ? Mais où coucherons-nous ce soir ? Où allons-nous ? Où retournons-nous ? C'est le rétablissement des lettres de cachet ; c'est la résurrection de l'arbitraire ; » et autres gentillesses du même genre. — Il faut voir comme les néophytes de l'art ont vite fait de leur rabattre le caquet et de leur montrer leur béjaune : « Messieurs, vous êtes des *niais* » (le mot est au *Moniteur*). — Le médecin de Molière disait au paysan : « Je te donnerai la fièvre ! » — Ceux-ci se contentent de répondre : « A de pareilles objections on ne réplique que par des douches. Si la loi était faite, vous y passeriez les premiers. » Voilà ce qui s'appelle parler. — Ils ont toujours une réponse prête : c'est comme le bon Père des Provinciales qui, à chaque objection de son interlocuteur, tire à propos, d'un rayon de la bibliothèque, ou la somme de Bauny ou un tome de Sanchez ou cette dernière édition d'Escobar, qui est la bonne, — je le dis sans penser à mal, croyez-le bien. — C'est même une chose très-curieuse à étudier que la tactique constante, la stratégie de ces organes officiels de la politique appliquée à la science, et *vice versâ* : car, grâce à la centralisation administrative, nous avons : et l'Etat rendant la justice sous le nom de magistrature, et l'Etat enseignant sous le nom d'université, et l'Etat médecin, sous le nom de médecine légale, — institution originale, à laquelle on ne fait peut-être pas assez d'attention. — Ces hommes d'Etat ont grand soin d'effacer leur personne ; ils poussent toujours en avant quelque illustration médicale, derrière laquelle leur nom disparaît, comme on fait avancer une maîtresse-pièce au jeu d'échecs. Ce n'est pas moi qui parle, Messieurs, c'est le grand docteur ***. — C'est toujours le même jeu de scène : « Aristote veut que nous

nous couvrions... dans son chapitre des chapeaux. — Ah! c'était un grand homme. » S'agit-il d'un article peu important à enlever? Ils se contentent de produire des docteurs qui n'ont jamais obtenu qu'un succès d'estime, M. Calemard de Lafayette, M. Prunelle, peut-être M. Calmeil, beau nom pour médicamenter la fièvre chaude. Quand il faut attaquer une forte position, alors nous assistons à un défilé plus imposant; ce sont : M. Ferrus, « l'habile M. Ferrus,» dit un membre, M. Falret, M. Baillarger, et *tutti quanti* ; mais quand il y a un point culminant, une tête de pont à emporter de haute lutte, oh ! alors, on fait avancer la vieille garde, on fait donner le bataillon sacré, commandé par Esquirol et par son lieutenant, ce terrible M. Lélut, qui réservait au père de la philosophie quelque chose de plus amer que la cigüe. Enfin, un ressort joue, le fond du théâtre s'ouvre, Pinel paraît comme un dieu sur la nue, pour faire taire les Salverte et rentrer dans le néant les Isambert; la chambre se prosterne, l'article est voté et le tableau finit par l'apothéose de la médecine. Il n'y manque plus que le latin de la grande cérémonie du *Malade imaginaire*. On en peut voir un bel exemple, dans la séance où il s'agit de rogner les ongles, j'allais dire la tête, au pouvoir judiciaire, ce Bridoison méticuleux qui en est toujours à « la forme »; avec lequel on ne guérirait jamais les gens. — Pour une telle exécution, c'est sur le banc des procureurs généraux que la médecine va trouver des aides. — C'est un magistrat, M. Chégaray, qui se charge de décapiter la magistrature. — Il monte à la tribune, avec une brochure d'Esquirol : « Ah! Messieurs, que de visiteurs, que de visites ! Débarrassez donc nos malades de tous ces importuns ; » c'est presque comme dans la jolie comédie du satirique latin : « Il dort! pas de bruit? *Noli vexare : quiescit.* » — A ce nom magique d'Esquirol, la chambre rend les armes et les magistrats sont battus. — Que voulez-vous qu'on réponde à des disciples d'Esculape qui reviennent d'Epidaure, comme Irène, ou plutôt de Bedlam, en ligne directe, et vous rapportent sur des feuilles volantes les oracles du Dieu? Comment ne pas s'incliner devant ces docteurs merveilleux qui raccommodent, haut la main, les intelligences les plus effroyablement disloquées, et les renvoient, comme devant, *jouer à la fossette*, ou qui s'entendent à extraire la folie d'une tête humaine, comme un élève d'Orfila tire l'arsenic d'un cadavre et le fait miroiter sur une assiette devant l'œil ébahi de Messieurs les jurés?...

Mais la meilleure scène de la comédie, c'est encore le moment du scrutin. On va passer au vote; on s'aperçoit que la chambre n'est pas en nombre. — Qu'à cela ne tienne. — Huissiers, allez faire une battue dans les couloirs et surtout à la buvette pour nous amener des votants. — Mais, M. le président, ils ne savent pas pourquoi ni sur quoi ils vont voter : ce sera de l'hébreu pour eux. — Une voix : Qu'importe ? Si c'est de l'hébreu pour eux, n'est-ce pas du sanscrit pour nous ? Il n'y a qu'à leur répéter que c'est Pinel qui le dit, que c'est Esquirol qui le veut. — Les bancs se garnissent ; les urnes se remplissent ; chacun dépose sa boule, la même qui sert pour toute la session ; *Dieu d'Epidaure tu l'emportes :* l'amendement de l'opposition est enterré, et quelques citoyens avec lui. Honorables députés des quatre-vingt-six départements, où donc étiez-vous, de grâce, pendant la discussion ? Pourquoi donc faire ainsi l'école buissonnière dans les couloirs, au lieu d'écouter ces hommes savants, et d'empêcher la médecine de porter, non pas une main criminelle, mais une main distraite sur l'arche sainte de nos libertés ? Il est vrai qu'on ne vous payait pas, alors. Est-ce donc pour cela que vous faisiez si mal nos affaires ?... — Quoi ! vous ne savez pas ? Mais le cabinet Molé est en travail d'enfantement, ou du moins de remaniement : il vient d'expulser l'élément doctrinaire. M. Guizot sort par la porte, mais de tout le feu de son austère regard il menace déjà de rentrer par la fenêtre de la coalition. Son fidèle Pylade, M. de Gasparin, va le suivre, et d'autres encore... Il s'agit bien, ma foi, de la liberté individuelle ou des vieilleries de 1789. Il y a, vous dis-je, trois portefeuilles, peut-être quatre, à prendre d'assaut, et vingt places avec ! Vite donc, en avant, et tant pis pour les droits de l'homme ou pour les droits du citoyen, s'ils sont écornés dans la bagarre !

Ainsi se passaient les choses dans ce bon temps, qu'on ne saurait trop regretter. — On va nous le rendre, dit-on, mais revu et corrigé, je l'espère bien. — Vous voyez si la discussion vaut la peine d'être reprise ; qu'en pouvait-il résulter ? Que devait-il sortir d'un pareil pêle-mêle, de l'absence des uns, de la distraction des autres, de l'ignorance de ceux-ci, du demi-savoir de ceux-là, de l'incompétence de tous ? Il en est sorti une révolution à laquelle personne n'a pensé, une révolution qui dure encore, et que je vais tâcher de vous faire apercevoir, bien qu'elle doive vous crever les yeux, comme dirait le Psalmiste.

Revenons donc à l'article 8 qui détermine les conditions de l'admission dans les établissements d'aliénés, et qui est, nous l'avons vu, la pierre angulaire et la clé de voûte de la loi. —

Je le relis et je le traduis librement, pour être plus court :
« A toute heure du jour et de la nuit, le premier venu, armé
« d'un certificat du premier médecin venu, peut se saisir d'un
« citoyen et l'enfermer, soit par la force, soit par la ruse, dans
« une maison de fous. » Voilà certainement le beau idéal du
laisser-faire et du laisser-passer. Quand ce procédé sommaire ne
sera plus de mode en France, et je ne serais pas fâché, je l'avoue,
d'y aider un peu, je parierais qu'il ira faire fortune à Constanti-
nople ou à Ispahan. — « Mais, Messieurs, c'est ce qui se passe
« tous les jours à Paris, ne vous en étonnez point, » disait aux
opposants le rapporteur de la loi, l'honorable M. Vivien.
« J'ai été préfet de police, et je puis vous en donner des nou-
« velles. Tous les jours, à Paris, un homme tombe malade d'esprit;
« un ami de l'humanité, un philanthrope lui rend le service de le
« conduire chez un médecin. » — De toutes les vertus sociales, la
plus touchante est sans contredit l'amour de nos semblables;
mais êtes-vous bien sûr de votre philanthrope ? — « Oui, Mes-
« sieurs, c'est toujours un ami de l'humanité. Voulez-vous donc
« empêcher la philanthropie de s'exercer ? » — J'aime cet opti-
misme naïf, à la Pangloss, dans la bouche d'un ancien préfet de
police : avoir traversé cette magistrature et conserver encore
assez d'illusions pour ne voir au milieu des boues de Paris qu'un
peuple de l'Astrée ou de l'âge d'or, cela suppose un fond de
candeur qui ravirait Bernardin de Saint-Pierre ou Berquin. C'est
Michel Perrin succédant à Fouché. — Mais, enfin, si cet ami
de l'humanité était un de ces maladroits amis qui sont plus à
craindre qu'un sage ennemi ? S'il appartenait à l'espèce de
ces ours de la Fable, qui s'arment bravement d'un pavé pour
vous débarrasser d'une mouche ? Que n'attendait-il la famille ?
— Peut-on trop se hâter quand il s'agit de guérir un malade ? Toute
affection mentale prise à temps cèdera plus vite. — Je le veux
bien : mais d'abord, pour guérir, est-il nécessaire d'enfermer ?
et surtout, est-il bien prouvé que l'individu ait un vrai besoin
d'être guéri ? Est-il malade ? Songez-y : tout est là. — Comment en douter ? Il y a un certificat du médecin. — En effet,
cela répond à tout. Mais, pourtant, réfléchissons : un certificat,
voilà qui est bientôt dit. Quel est, je vous prie, ce médecin ?
Est-ce un expert assermenté près les cours et les tribunaux,
comme tel fameux calligraphe; un docteur ayant qualité officielle
pour constater la folie, ou bien un praticien pour tous les maux ?
Est-il suffisamment versé dans cette science de l'Egypte ? Sait-il
lire couramment dans le grimoire ? ne s'est-il jamais trompé ?
ne se trompe-t-il pas cette fois ? qui me répond qu'il connaît
suffisamment le sujet ? qu'il l'a examiné longuement, qu'il s'est
enquis de ses antécédents et de ses habitudes ? qui me répond

même qu'il l'a vu? N'a-t-il pas été dupe des apparences? n'a-t-il
pas pris au pied de la lettre une figure de rhétorique? n'a-t-il
pas confondu un homme en colère avec un homme en délire, un
excentrique avec un aliéné, un étourdi avec un fou?... — On
n'a jamais entendu dire qu'un seul médecin se soit trompé, depuis la venue de Pinel. — Cette intrépidité de bonne opinion me
plaît, mais ne me rassure qu'à demi. — Et puis, d'ailleurs, l'autorité compétente enverra un de ses représentants pour procéder
à une enquête officielle. — C'est cela, enfermez d'abord, enfermez toujours : la science reconnaîtra les siens. — Justement :
on va déléguer un homme de l'art, et même plusieurs. — Oh!
pardon; la caution n'est pas bourgeoise. J'étais tenté de m'é-
crier, il y a un instant : Mon Dieu, délivrez-moi de mes amis!
car l'enfer est pavé de bonnes intentions, et Charenton aussi.
Maintenant je vais m'écrier, avec encore plus de raison : Délivrez-
moi, mon Dieu, des hommes spéciaux que peut m'envoyer M. le
préfet de police! Je sais déjà leur rapport par cœur, sans avoir
besoin de le lire : il est stéréotypé depuis deux cents ans : « Oui,
« mon cher confrère, *graphicè depinxisti :* Monsieur est bien
« et dûment atteint de folie, manie et même fine frénésie; et,
« s'il ne l'était pas, il faudrait qu'il le devînt pour la beauté du
« raisonnement que vous avez fait de son état mental. » Eh! qui
ne sait que toute profession a son prisme favori, à travers lequel
elle voit invariablement tous les objets, malgré la meilleure volonté du monde? Aux yeux d'un aliéniste, tout individu, quel
qu'il soit, a toujours au moins une des seize variétés ou un des
vingt-deux symptômes de l'aliénation mentale. Quand je m'ap-
pellerais le bon sens incarné, je veux dire ce Grec malin qui fut
le père de l'ironie et le maître de Platon ; quand je serais le génie
en personne, c'est-à-dire l'auteur des *Provinciales* et des *Pensées,*
je ne serais pas tranquille sur mon sort. L'administration supérieure aura beau déléguer, pour constater mon état, l'une des
plus hautes autorités médicales de l'époque, un médecin en chef
de l'un des premiers hospices de Paris, un membre de l'Institut,
un député au Corps législatif de France, pour tout dire en un
mot, M. le docteur Lélut..., je suis un homme mort, ou du
moins enterré! Il établira doctement, consciencieusement, que je
suis halluciné, et me voilà mis en traitement jusqu'à ce que je
le devienne par la vertu des remèdes! — Et d'ailleurs, quand
viendra-t-il? J'en ai déjà touché quelque chose. Après trois
jours, il est trop tard; après vingt-quatre heures, il n'est déjà
plus temps. Savez-vous bien ce qui va se passer en attendant sa
venue? « La vengeance la plus atroce, a dit un homme d'esprit, ne
pourrait rien concevoir, rien souhaiter de mieux que les prélimi-
naires du traitement. » Imaginez un individu qu'un homme de

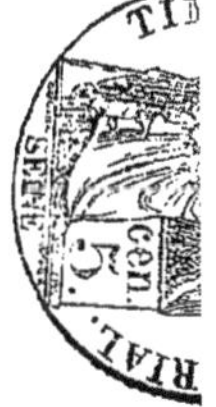

bonne foi prend pour un fou, et qu'il met entre les mains d'un médecin dont la bonne foi égale la sienne. Ce terrible docteur, qui ne connaît que son répertoire, va se saisir du patient pour le guérir de son mieux; il va épuiser sur lui tous les procédés spéciaux de l'art, avec une conscience désespérante; en d'autres termes, il va faire passer le malheureux par les dix cercles d'un enfer que Dante n'a pas pu décrire et qu'il eût à peine osé rêver. A la porte de cet enfer, il devra d'abord laisser l'espérance; dès l'entrée du second ou du troisième cercle, il aura perdu la raison, ou si sa raison survit, il n'en sera que plus à plaindre. Qu'il essaie de protester, sa protestation ne sera pas entendue; si elle est entendue, elle ne sera comprise ni de la famille ni du docteur lui-même; plus il voudra s'arracher à sa situation, plus il s'enfoncera dans son supplice. Représentez-vous, alors, un homme qui assiste à ses funérailles sans pouvoir les interrompre, et qui se sent couché dans le cercueil sans pouvoir lever la planche clouée sur lui : voilà l'effet, l'effet inévitable de la plus innocente méprise, d'un simple *quiproquo*. Et j'ai dit qu'il y avait plus d'une lacune à combler dans la loi : c'était un abîme qu'il fallait dire, et un abîme si effrayant, que je ne veux pas vous donner le vertige en vous forçant d'en sonder avec moi toute la profondeur.

Qu'on y pense pourtant : tous les jours, en France, vous entendez dire dans une ville : — Vous savez bien ce pauvre un tel... il est devenu fou! — En vérité? — Mon Dieu, oui. Il a voulu prendre et emporter les tours de Notre-Dame, à ce qu'il paraît? — Se peut-il? — On parle d'eau, du Tibre, et l'on se tait du reste. — Hélas! — Heureusement il a été conduit chez un médecin par un homme obligeant, sur l'attestation d'un homme habile. — Le public n'en demande pas davantage. La famille, qui l'apprend en toute hâte, commence par remercier l'homme obligeant, elle ne songe jamais à mettre en question le témoignage de l'homme habile, et laisse le malade entre les mains de la médecine, dans l'espoir qu'elle le rendra bientôt à la raison. On en parle encore quelquefois, et puis bientôt on n'en parle plus. — « Il ne guérit point, » car c'est fort rare; et, enfin... « Il ne guérira jamais. » Et la société compte un homme de moins. — Des centaines d'existences disparaissent ainsi chaque année, sans que personne se fasse jamais cette question : « Mais si la médecine s'était trompée?... » C'est cet enchantement surnaturel, cet assoupissement incompréhensible qui arrachait un cri d'épouvante au plus profond penseur du xviiᵉ siècle.

Dieu me garde d'alarmer imprudemment la conscience publique ou de porter le trouble dans le sein de la famille. Je

le répète une fois de plus : que l'autorité envoie quand elle
voudra dans tous les établissements d'aliénés, quels qu'ils soient,
j'en réponds à l'avance, nul n'est là qui n'ait dû et qui ne doive
y être. Je me place ici sur le terrain de la théorie pure :
tranquille sur le présent, je ne me préoccupe que de l'avenir.
— Mais l'avenir, va-t-on me répondre, il est garanti par le passé.
On n'a jamais enregistré aucune de ces erreurs dont vous tour-
mentez à plaisir la malencontreuse supposition; et ce qui le
prouve surabondamment, c'est que personne ne s'est jamais
plaint. — Je le sais; c'est la prétention officielle, raisonnée de
la médecine; la science l'affirme, la société le croit : je dois le
croire aussi. Mais je fais en passant cette réflexion, à part moi,
qu'on nous calomnie évidemment, nous autres enfants du
xix° siècle, quand on nous accuse d'être une génération sceptique;
et je me dis aussi qu'il manque encore quelque chose à la loi du
30 juin 1838, car, pour être logique, elle aurait dû inscrire dans
son préambule : « Art. 1ᵉʳ. *Tout homme de l'art, quel qu'il soit,
est naturellement et nécessairement infaillible.* » C'est là, en effet,
le dogme fondamental de l'époque; ni le Saint-Siége, ni les
Conciles, ni l'Eglise universelle n'ont conservé la divine préroga-
tive de l'infaillibilité; c'est l'art médical qui en hérite. Je n'en
félicite peut-être pas la société, mais j'en fais au moins mon
compliment sincère à la Faculté. Et moi aussi je m'incline comme
tout le monde devant le Dieu nouveau ou le Dieu inconnu, et je
ne discute point son symbole. *Credo quia absurdum.* Un autre
que moi dirait peut-être : — Prétendre que l'erreur n'existe pas,
parce que l'erreur ne peut être ni constatée, ni réparée, n'est
pas un raisonnement concluant. Arguer de ce que personne ne
se plaint, c'est encore un paralogisme, s'il est établi qu'en pareil
cas la plainte sera toujours ou sans objet, ou impossible, ou
inutile. — Pour moi, je tiens pour vrais au fond, sans aucune exception, tous les arrêts rendus par l'art médical; mais je me permets de dire aussi qu'ils pourraient tous être cassés pour vice
de forme, parce qu'ils sont rendus sans formalités, comme sans
conditions d'aucune sorte; et j'observe, en même temps, qu'il
faut que la médecine ait la main singulièrement heureuse pour
avoir toujours rencontré à propos, elle qui juge à sa guise et
peut-être au hasard; tandis que la justice, malgré ce luxe
effrayant de précautions dont elle s'entoure, commet parfois de
si étranges méprises, qu'il peut lui arriver, par étourderie, de
couper une tête pour une autre; témoin ce drame affreux du
Courrier de Lyon. Et c'est sur ce point que je voudrais appeler
l'attention du lecteur. Que l'on compare, dans leurs effets d'abord,
et ensuite, dans l'ensemble de leurs modes de procéder, les deux
pouvoirs médical et judiciaire, et que l'on dise s'il n'y

a pas là toute une révolution dans notre droit public. Qu'est-ce qu'un placement dans un établissement d'aliénés ? un emprisonnement, et, deux fois sur trois peut-être, un emprisonnement à perpétuité. Vous entrez dans une maison de fous, et vous n'en sortez plus. Qu'importe que les noms soient changés ? la chose reste la même. L'ordre règne à Varsovie ; vous recevez des soins touchants dans un pieux asile, mais vous y êtes pour le reste de vos jours. Bref, c'est une incarcération dans toute la rigueur du mot. Je le demande au lecteur de bonne foi : quelle est la mort qui n'est pas préférable à une telle vie ? Six pieds de terre vaudront toujours mieux qu'une loge d'incurable à Charenton. — Or, que faut-il pour vous mettre là ?... Rien ou presque rien : un rapport de médecin, suivi d'un autre rapport ; c'est-à-dire une affirmation pure et simple, sans réplique possible, sans débat contradictoire ; une porte s'ouvre, puis se referme, et en voilà pour jamais. Le cœur doit se serrer quand on songe qu'il y a en ce moment des milliers de Français qui ont été, provisoirement d'abord, puis peu à peu définitivement retranchés du monde sans avoir été ni entendus, ni défendus, ni jugés. Et quel est leur crime ? On les dit atteints de folie. Et qu'est-ce que la folie ? Un fait qui n'est pas encore scientifiquement défini dans le genre, un fait qui n'est jamais légalement et légitimement constaté dans l'espèce. Que sont donc devenues, pour ces déshérités de notre civilisation, toutes ces formes protectrices de l'inviolabilité de la personne humaine, sur la foi desquelles chacun de nous peut s'endormir en paix tous les soirs, en bénissant les âmes héroïques qui ont sué du sang pour en assurer le bienfait à leurs fils et à leurs petits-fils ? Que sont devenues et les lenteurs préalables de l'instruction judiciaire, et l'interrogatoire du prévenu, et la déposition des témoins, et la publicité des débats, et la voix libre de la défense, et l'assistance du jury, et le recours à une autre juridiction ? — Oh ! mais, nous avons changé tout cela, va-t-on nous répondre avec la médecine.—Oui, sublimes docteurs, vous avez mis le cœur à droite ! Voilà une découverte dont vous avez raison d'être fiers ! Vous avez fait si bien, avec vos précautions philanthropiques, qu'on nous a retiré l'or pur dont nos mains étaient pleines et qu'à la place de l'or on ne nous a laissé que de la fausse monnaie. Vous ne songiez, vous, j'en suis certain, qu'à soulager l'humanité souffrante ; mais de plus fins politiques que vous pensaient peut-être à quelque autre chose : levez le dessous des cartes ; regardez l'envers et l'endroit de cette législation équivoque, à double face comme Janus ; que de piéges, que de chaînes pour le citoyen, dans ces mesures d'exception qui semblent seulement faites pour soulager l'aliéné ! Quel chaos ou plutôt quelle dérision que ce

droit nouveau que la France s'est laissé imposer par le plus prodi-
gieux des tours de force, moins de cinquante ans après une révolution qui prit pour devise à son premier jour ces nobles paroles : « Rendons l'homme respectable à l'homme ! » Suivez,
scène par scène, ce drame juridique de l'incarcération dans un
asile d'aliénés. Qu'est-ce, je vous prie, que cet acte d'accusation
rédigé sous le manteau de la cheminée, et donné de la main à la
main à un tiers officieux, sans preuves vérifiées, sans pièces
communiquées, sans allégations discutées ? Qu'est-ce que cet
accusateur qui reste toujours invisible, inaccessible, insaisissable
pour l'accusé ? Que dire de cet accusé qui, distrait de ses juges
naturels, muré, bâillonné, étouffé par la théorie médicale de l'isolement absolu, se trouve, comme les victimes cloîtrées que défen-
dit Pascal, sans oreilles pour ouïr, sans bouche pour répondre,
sans avocat pour le protéger, sans public pour le soutenir et le
venger ? Qu'est-ce surtout que ce juge qui est tout ensemble,
par le plus révoltant de tous les cumuls, accusateur à son tour,
juge unique, gardien en chef de la maison d'arrêt, propriétaire
de ladite maison, ou l'exploitant avec une patente d'industriel ?
Qu'est-ce que ce juge qui exécute, lui-même, dans son propre
établissement, les sentences de réclusion qu'il a prononcées sans
recours, et qui touche des bénéfices proportionnés à la durée de
cette réclusion qu'il ordonne seul ? Qu'est-ce que ce juge qui ne
peut pas élargir un prisonnier sans perdre un pensionnaire ; ce
juge, qui toujours placé entre sa conscience et son intérêt, court
à une faillite si ses justiciables, je veux dire ses malades, s'avisent
de guérir trop vite ou trop souvent, et qui trouve toujours dans
son art des raisons infinies de ne jamais les rendre à la liberté,
parce qu'il ne les trouve pas suffisamment rendus à la santé ? Les
bras tomberaient de stupeur au dernier des avocats stagiaires, si
par hasard les pièces de cette procédure insolite lui passaient par
les mains. — La médecine n'a eu garde de s'y exposer ; elle n'a
pas voulu que les actes de sa juridiction eussent jamais rien à dé-
mêler avec la justice ordinaire ; elle a fort habilement fermé sa
porte aux avocats ou aux magistrats, en leur appliquant plaisam-
ment ce mot célèbre de l'un d'eux : « Chacun chez soi, chacun
son droit. » Elle s'est fait un petit monde à part, où nul ne pé-
nètre sans le mot de passe. Un médecin vous déclare aliéné, un
médecin vous reçoit, des médecins vous visitent ; mais ce monde
à part, est, à vrai dire, le monde renversé. Exhumez donc, je vous
prie, de la poudre des cartons de la Préfecture de police, et en-
voyez à la cour de cassation le dossier de n'importe quel aliéné
de la section des incurables. — Voyez d'ici quelle figure va faire
M. le procureur-général, ce Barthole de nos jours, à l'aspect des
illégalités, ou plutôt des énormités dont ce dossier fourmille !

Que dira-t il lui, l'un des derniers représentants du vieil esprit gaulois, quand il va voir tout ce personnel burlesque des docteurs de l'ancien répertoire comique, érigé en quatrième pouvoir de l'Etat, en pouvoir irresponsable et inviolable, disposant de notre sort aussi lestement que s'il s'agissait des sujets du Grand-Turc ! De quels éclairs de bon sens sa verve amusante percera ce ténébreux fatras ! — « Quoi ! ces facéties traditionnelles dont notre pays rit depuis deux cents ans, les voilà transformées en axiomes de jurisprudence, les voilà couchées tout au long dans le code civil, sans plus de frais d'invention ! Comment ! une scène de Molière reproduite trait pour trait, copiée mot pour mot, figure en entier dans le Bulletin des Lois ! Oui, cette consultation désopilante des deux docteurs idiots qui font le procès à la raison du gentilhomme Limousin, elle est, à l'heure qu'il est, la formule solennelle de procédure qu'on applique chez nous, pour supprimer un homme de la société à la face du XIXe siècle ! Y a-t-il assez de pommes en Normandie, non pas pour les jeter à la tête des auteurs ou des acteurs de la pièce, mais pour en lapider les Abdéritains de France et les Béotiens de Paris qui assistent gravement à la représentation de ces farces Rabelaisiennes, sans songer que la dernière scène peut devenir lugubre comme un drame de Shakespeare ? Mais, ris donc, parterre ! ris donc, public... à moins que tu n'aimes mieux te fâcher tout rouge ; car il me semble que tu t'es laissé passer la plume par le bec, comme un Géronte que tu es ! Tu n'as donc pas vu dans la coulisse, deux acteurs de la comédie de quinze ans, Scapin et Silvestre, qui, le jour de la promulgation de la loi, pouffaient de rire en se regardant comme deux augures, et semblaient se dire philosophiquement, en quittant la défroque médicale qu'ils avaient endossée : « On « ne s'avise jamais à quel point le monde est bête. » — Parlons sérieusement : j'estime et j'honore tous les médecins ; mais j'estime et j'honore au moins autant tous les magistrats ; or, comment se fait-il que nos institutions limitent avec une prudence si inquiète, avec une défiance si injurieuse, les attributions du magistrat, pour le sauver de l'erreur, tandis qu'elles comblent, qu'elles accablent le médecin, et qu'elles lui attribuent, tout ensemble, un pouvoir exorbitant, une vertu surnaturelle et une infaillibilité qui tient plus de Dieu que de l'homme ! Qu'on dise ce qu'on voudra, je soutiens, moi, qu'il est monstrueux que, dans une société bien réglée, il se trouve une profession quelconque dont chaque membre peut se transformer à toute heure en un magistrat anonyme, et qui, pis est, en un magistrat clandestin, ou plutôt former à lui seul, tout un tribunal et un tribunal sans appel ! Il est monstrueux qu'à un moment donné, un homme n'ait besoin que d'un trait de plume pour rayer un autre homme de la liste de ses semblables. Il est monstrueux qu'il suffise à un individu, parce qu'il est pourvu du diplôme d'une Faculté, de tracer au bas d'une feuille de papier les quelques lettres de son nom pour ouvrir et sceller une tombe sur la tête d'un être vivant. Et cependant voilà ce qui se fait quatre ou cinq cents fois l'an, chez une nation qui ne voit jamais revenir le 14 juillet sans célébrer pieusement, dans le fond de son cœur, l'anniversaire de la chute définitive de l'arbitraire sur le sol de la patrie! Et moi, je dis qu'où se passent des choses pareilles, la liberté individuelle n'existe que de nom, la première des vérités de la Révolution, la plus précieuse des conquêtes de 89 n'est qu'un mot. — Décidément il faut en revenir aux dires de M. Isambert. En fait, l'honorable magistrat se trompait : en droit, il avait cent fois raison. Le principe des lettres de cachet est positivement rétabli dans nos lois. Je ne dis pas que, des lois, ce principe soit passé dans les mœurs ; grâce à Dieu, rien de tel n'existe, rien de tel n'a encore existé. Mais le regard du législateur ne doit pas s'arrêter à l'actuel ou au réel ; ses prévisions doivent s'étendre à tous les temps, elles doivent embrasser tout le domaine du possible. Donc il faut dénoncer au sénat, gardien du pacte fondamental, comme un acte inconstitutionnel au plus haut degré, l'article 8 de la loi du 30 juin 1838; ou plutôt il faut lui dénoncer la loi tout entière, car elle contient en germe une foule d'abus, et les plus détestables de tous les abus, c'est à savoir d'hypocrites cruautés cachées sous le manteau de la science et sous le masque de la bienfaisance ; ce n'est pas moi qui le dis, c'est la logique. Avec un gouvernement loyal comme le nôtre, qui a pris pour base de sa constitution les principes de 1789, la France n'a rien à craindre, assurément : ce n'est pas sous l'ère des Napoléons qu'on verra s'établir une contrefaçon de l'ancien régime. Mais supposez (car hélas! en France tout arrive), supposez que, pour notre malheur, certaines espérances, bien connues à Rome et ailleurs, viennent à se réaliser ; admettez un instant que, par un de ces tremblements du sol, ou par un de ces tours de main, comme il s'en voit de quinze ans en quinze ans depuis près d'un siècle, l'administration de notre pays tombe en des mains moins pures et moins honnêtes... La logique vous dit alors, qu'avant cinquante ans l'arbitraire peut rentrer furtivement dans la société française, par la porte dérobée de la médecine. Oui, avant cinquante ans, Laubardemont peut ressusciter *incognito* sous l'habit noir d'un philanthrope. Avant cinquante ans un autre M. de Sartines peut mettre à la raison de la bonne manière quelque nouveau Latude, sur l'attestation d'un médecin complaisant qui certifiera que ledit Latude a besoin d'être enfermé pour son bien. Enfin, avant cinquante ans, la France possédera peut-être, sans qu'il y paraisse, quelque succursale de Clichy, à l'usage des intelligences expéditivement déclarées en faillite : et, pour vous y conduire, en vertu d'une nouvelle contrainte par corps, tout Français de bonne volonté sera un garde de commerce patenté par la loi, de même que tout Anglais sort des entrailles de sa mère un bâton de constable à la main. Voilà le régime dont nous menace la législation des aliénés, si l'on ne se hâte d'en purger notre code. Qui sait? un jour viendrait peut-être où le drame du petit Mortara se renouvellerait fréquemment chez nous, avec cette différence qu'au lieu de prendre un enfant Juif pour en faire un chrétien, on prendrait un être raisonnable, et en peu de temps on rendrait en son lieu et place une bête fauve ou une bête brute, un fou furieux ou un idiot...— Frayeurs chimériques, me dites-vous, *œgri somnia !* De telles perversités sont invraisemblables à force d'être monstrueuses.—Mais la logique vous répond qu'en pareil cas l'invraisemblance serait le plus profond de tous les calculs, que, plus l'abus serait monstrueux, plus il serait sûr d'échapper non-seulement à toute poursuite, mais même à tout soupçon... Hâtons-nous donc de revenir aux vrais principes, fondement de toute législation rationnelle ; or, les vrais principes, les voici, formulés de main de maître par le publiciste le plus grave, par l'homme d'Etat le plus autorisé de notre siècle : « Qu'on ne me dise pas que c'est là une simple possibilité, une « faculté dont on usera discrètement, ou plutôt dont on ne vou- « dra jamais faire usage. Vaine assurance ! Il ne s'agit pas de ce « que vous ferez : la loi ne le sait pas, vous ne le savez pas vous- « mêmes. Il s'agit de ce que vous aurez le pouvoir de faire. Or, « le pouvoir de faire, dans l'ordre légal, c'est le fait même : La « faculté, c'est l'action. » (Royer-Collard.)

V

J'ai parlé au législateur : oserai-je maintenant soumettre quelques doutes au philosophe? J'ai dit qu'au point de vue de la vraie légalité, la plupart des arrêts rendus par la médecine étaient sujets à cassation, ou plutôt que tous étaient nuls de plein droit. Au point de vue de la science et de la logique, présentent-ils plus de garanties?

Une nouvelle forme du principe d'autorité a fait son entrée dans le monde, il y a plus d'un demi-siècle : l'autorité de la médecine. — Savoir, c'est pouvoir. — Devenue l'œil et le bras de la puissance administrative, *instrumentum regni*, devenue l'oracle

de la justice ordinaire, érigée, elle-même en justice exceptionnelle, elle pèse d'un poids énorme sur la vie civile. Et cependant
la philosophie n'a pas encore songé à lui demander les titres en
vertu desquels un pareil pouvoir lui a été dévolu, soit de vive
force, soit par surprise. Il faut que cette autorité soit mise en
demeure de produire ses titres ; or, nous osons la défier d'en exhi-
ber de suffisants ou d'authentiques. Chose unique : la médecine
aliéniste a fait ou fait faire une loi, et personne n'a eu l'idée de
rechercher si elle avait fait une science ; la loi a dit son dernier
mot depuis plus de vingt ans ; la médecine l'a-t-elle dit ? A-t-elle
dit seulement le premier mot en cette grave matière, et que faut-
il penser d'une loi dont la base, dont le *substratum* serait une
science à l'état d'ébauche ? Faisons donc descendre sur les bancs
les Docteurs de l'Ecole aliéniste et posons-leur une série de questions : ont-ils au moins défini la folie ? A-t-elle des caractères certains qui la distinguent de ce qui n'est pas elle ? La folie n'est-elle
pas tout ce qu'on veut, et ne la met-on pas où l'on veut ? Où
commence le sens propre, où s'arrête le sens figuré ? Y a-t-il ici
une règle des jugements, une pierre de touche, un *criterium* infaillible ? Y a-t-il des remèdes qui s'appliquent à tous les cas
avec une égale chance de succès ? Hippocrate dit *oui* et Galien dit
non ; ou plutôt Hippocrate et Galien ne savent pas bien ce qu'ils
disent et savent encore moins ce qu'ils font. — Or, qu'on se
figure un corps de magistrats qui prononcent des sentences sans
avoir sous les yeux ou dans l'esprit un code dont ils sont tenus
d'appliquer les articles, et dans lequel la société doit pouvoir lire
aussi clairement qu'ils y lisent eux-mêmes ?

On peut donc dire, avant même d'avoir examiné la loi des
aliénés, qu'elle porte à faux tout entière, ou plutôt qu'elle est
bâtie sur le vide, parce qu'elle repose sur une métaphysique
pleine de paradoxes et de ténèbres, sur une psychologie vague et
subtile, sur une logique dont les hardiesses dépassent toute idée
et les excentricités toute borne, en d'autres termes, parce
qu'elle s'appuie sur le diagnostic le plus capricieux et sur la
thérapeutique la plus hasardeuse. — Je vois assurément devant
moi des philanthropes estimables, des observateurs sagaces,
des praticiens expérimentés, mais il me faut quelque chose de
plus : j'ai besoin de savoir si de leurs efforts collectifs est enfin
sorti un corps de doctrines, un petit nombre de principes certains, inattaquables comme les axiomes de la géométrie, clairs
et précis comme les articles d'un code ou d'un catéchisme, lesquels constitueront ce livre de la loi dans lequel les juges trouvent leur jugement tout formulé et les justiciables leur sort
écrit d'avance ; en sommes-nous là ? Il s'en faut du tout au
tout ; or, ne l'oublions pas, ce qui s'appelle dans la science

le vague ou l'équivoque, transporté dans l'ordre légal, prend tout de suite un autre nom : son vrai nom, c'est l'arbitraire, et l'arbitraire aux mains d'une caste priviligiée... Voilà ce qu'il faut dire à une société qui se figure avoir à tout jamais chassé de son sein l'arbitraire et le privilége, en renversant l'ancien régime.

C'est donc le devoir de la philosophie de forcer, en médecine comme en toute autre science, et plus qu'en toute autre science, le principe d'autorité à descendre sous le niveau égalitaire du doute cartésien pour se soumettre à la loi de l'évidence. Il faut que toutes les questions qui se rapportent à l'aliénation mentale soient enfin tirées de la pénombre et du demi-jour où se cache trop souvent l'erreur, et transportées dans la région sereine de la lumière et de la paix.— On l'a dit avec une haute raison : la société est toujours profondément engagée dans les débats de la métaphysique sur la connaissance et sur tous les mystères de l'intellect ; mais ici le problème philosophique doit être le problème social par excellence ; car la confusion du certain et de l'incertain aura des effets identiques à la confusion de l'innocent et du coupable. Si la folie n'est pas définie rigoureusement, les variétés de la folie élastiquement interprétées équivaudront à des catégories de suspects, dans lesquelles personne ne sera sûr de ne pas se trouver compris. Permettez, par exemple, à l'école aliéniste d'élever à la hauteur d'un principe de jurisprudence cet aphorisme qui peut mener si loin : « Entre un individu sain d'esprit et un aliéné, la différence est nulle ; elle n'est visible qu'à l'œil de l'homme de l'art. » Voyez, je vous prie, de quel despotisme illimité l'homme de l'art se trouve alors investi. Voyez quel tyran ou quel suppôt de tyrannie peut recéler un médecin, et dites-moi s'il y a désormais un seul Français qui puisse se promettre de ne pas aller un jour mourir à Bicêtre ! Que l'école de médecine se hâte donc de substituer à la conjecture la preuve, au doute la certitude, à la vraisemblance la vérité, à la probabilité l'évidence, car la certitude c'est la pleine et paisible possession des droits du citoyen ; la vérité, c'est la liberté ; l'évidence, c'est la justice.

VI

Abordons maintenant un autre ordre d'idées et transportons-nous, pour ainsi dire, dans un monde nouveau. — Essayons de pénétrer dans le sanctuaire d'Eleusis de l'école aliéniste, un soir

où on célèbre les grands mystères, pour l'initiation de quelque
Argan, jugé digne d'entrer dans la docte confrérie, glissons-
nous discrètement, à nos risques et périls, dans un coin de cette
loge Ecossaise, ou plutôt de ce grand Orient où ne siègent que
les Rose-Croix de la franc-maçonnerie médicale, les arrière-
neveux de Mesmer et de Cagliostro. — J'en ai gardé une clé
depuis longtemps ; je puis vous dire quelque chose de ce qui s'y
passe ; car je ne suis pas de ces égoïstes ou de ces jaloux, jaloux
qui, comme Fontenelle, tiennent leur main obstinément fermée,
quand ils ont attrapé à la dérobée quelque vérité. Suivez-moi
donc ; entrons ensemble dans cet établissement consacré au traitement *des maladies nerveuses*, pour me servir d'un euphémisme
qui a fait fortune. Je me suis jusqu'ici renfermé dans une
hypothèse invraisemblable : j'ai agité depuis le commencement
cette question peut-être oiseuse : « Qu'adviendrait-il si on amenait,
par impossible, dans cette maison dite de santé, quelqu'un qui
n'eût pas besoin d'être guéri ? » J'ai voulu montrer combien
son sort serait digne de pitié. Il s'agit maintenant de prouver
qu'on serait mille fois plus à plaindre, si on y entrait sous le coup
d'une première atteinte d'aliénation mentale. Pourquoi ? C'est que,
vingt fois contre une, ce qui n'est encore que dérangé dans l'intelligence, sera bientôt irrévocablement détruit. Pour moi, je me
place en pensée dans ce préau, je vois arriver un malade, un vrai
malade, et lors même que son certificat de folie a été signé par le
plus infaillible de ces hommes tous infaillibles, je ne puis m'empêcher de dire en soupirant : « Voilà un homme perdu ! » Il doit
l'être en effet ; car de toutes les folies humaines, — entendez-le
bien, et n'allez pas vous récrier comme s'il s'agissait d'un paradoxe
insoutenable, — oui, de toutes les folies humaines, la plus insi-
gne peut-être et la plus dangereuse, c'est le système inventé
pour guérir les fous. J'en avais eu comme un vague soupçon, il
y a de cela plus de quinze ans ; et quand je voyais les médecins
aux prises avec leurs malades, il m'arrivait plus d'une fois de me
demander avec une sorte d'épouvante : « Voyons, de bonne foi,
quels sont les vrais aliénés ? » Aussi, m'entretenant un jour avec
le chef de l'établissement, excellent homme, mais aliéniste des
pieds à la tête, et enfoncé jusqu'au cou dans ses formules, je ne
pus m'empêcher de lui dire, car nous causions volontiers :

— Voulez-vous, docteur, que je vous parle franchement ? Vous
avez là un établissement qui sert à deux fins, et de ces deux
fins j'en vois une qu'il remplit à merveille : comme maison de
détention, le Gouvernement l'honore de sa confiance, puisque
m'y voilà pour mes péchés, et je trouve cette confiance pleinement justifiée, car on y a tout à souhait, hors la faculté d'aller
et de venir. Oui, comme prison, votre maison est parfaite,

elle le serait même, si on voulait, comme *in pace*, bastille ou oubliettes; mais est-elle aussi parfaite comme lieu de traitement? *That is the question,* comme dit Hamlet, lequel, par parenthèse, serait aujourd'hui un de vos pensionnaires. Tenez; je relisais hier votre loi dans le Code civil que vous m'avez prêté pour me distraire; je dis *votre loi,* car on voit bien que c'est vous qui l'avez dictée, Messieurs les médecins, tant vous avez eu soin de vous faire la part du lion. Elle a fort bien fait son chemin dans le monde; je ne dis pas non; c'est même le plus grand succès médical du siècle, après la pâte de Regnault; je vous accorde que ses auteurs ont eu beaucoup d'esprit, qu'ils en ont eu peut-être à faire peur, comme Bossuet l'a dit de Fénelon, sans vous offenser. Eh bien! savez-vous pourquoi je me permets de trouver que leur œuvre n'a pas le sens commun? C'est qu'elle repose tout entière sur cet aphorisme suspect : « Pour guérir il faut enfermer. » On dirait même que, dans la théorie de la loi, l'idée d'enfermer l'emporte de beaucoup sur l'idée de guérir, et dans l'application que j'en vois faire tous les jours, les moyens de séquestration me paraissent infiniment supérieurs aux procédés de guérison. Comme si, pour rendre la raison aux individus, il suffisait de leur prendre leur liberté! Cela réussit, dit-on, avec les peuples qui n'ont pas été sages; oui, mais à une condition, c'est qu'on saura leur rendre à temps ce qu'on leur a pris. Il semble, en vérité, que vous avez tout fait pour chacun de vos malades, quand vous avez pu vous dire : « On « peut être tranquille, en voilà un qui ne sortira pas. » Eh! mon ami, que gagnez-vous à l'acculer dans une impasse où il se tord de rage, où il écume, où il se meurt de peur, comme ce pauvre diable que j'aperçois là-bas? Ce que vous y gagnez, le voici : c'est qu'en peu de temps vous pouvez vous dire : « En voilà un qui ne sortira plus. » Or, j'en suis bien certain, ce n'est pas à ce genre de succès que vous aspirez, car que me dites-vous souvent, et que dites-vous au public comme à moi? « Nous continuons l'œuvre humanitaire de saint Vin- « cent-de-Paul, de ce grand saint qui recueillait toutes les « misères, rachetait les captifs et même prenait au besoin la « chaîne des forçats. » Vous allez me trouver bien profane; je ne nie pas qu'à beaucoup d'égards vous ne procédiez de saint Vincent-de-Paul; mais vous ne descendez de lui que par la ligne collatérale : votre aïeul, celui dont vous descendez en droite ligne, c'est, ne vous déplaise..... c'est Bartholo. Est-il médecin? Je voudrais le croire, mais il a beau dire par trois fois au comte Almaviva, qui estropie son nom : « Dottor, Dottor, Dottor, » je ne le prends pas tout à fait au mot.

Il est tuteur, entendez-vous ? et non docteur ; il est tuteur, vous dis-je, il est même quelque chose de plus en ce genre, comme l'atteste ce joli trousseau de clés qui ne le quitte guère. Il ne soigne pas Rosine, il la garde sous les verroux ; il tient en cage, à grand renfort de Basile, la plus charmante et la plus espiègle des pupilles : seulement il joue toujours *la Précaution inutile*, parce que ses grilles et ses verroux appartiennent à l'enfance de l'art ; l'oiseau s'échappera, parce que le tuteur n'a pas su mettre à la cage, comme vous autres, une serrure Fichet. Voilà toute la médecine de Bartholo : s'il eût fait de la clientèle, il eût envoyé *ad patres* la moitié de Séville, et toute la terre de l'Andalousie aurait à peine suffi pour couvrir ses bévues. Et vous, mon bon docteur, est-ce que vous croyez faire ici œuvre de médecin ? Il faut que vous ayez les lunettes de couleur ou la jaunisse de votre état pour en croire un mot. Voyons : parmi ces brebis égarées que vous tenez parquées dans votre bercail, combien en ferez-vous rentrer dans le bercail du sens commun ? Dites que votre établissement est un *asile*, mot qui, je crois, vient du grec, j'y souscris ; car, une fois qu'on y est, il est assez difficile que qui que ce soit vous en arrache ; appelez-le un hôtel des invalides de la pensée, un dépôt d'incurables, je le veux bien ; mais une maison de traitement, oh ! non, docteur, non. Joli traitement, en vérité : de la thérapeutique à tour de bras, des soins administrés sous la forme d'une volée ! C'est ainsi que l'époux de Martine est devenu docteur, je le sais bien ; il n'a jamais pris d'autres licences ; mais c'est une conception par trop carnavalesque, d'appliquer, à la guérison de la folie, les procédés à bout portant qui l'ont fait médecin. Le moyen est excellent, oui, pour faire maison nette dans le cerveau ; le peu qu'on garde d'idées saines déménage grand train. Ecoutez-moi : souffrez qu'un ignorant vous fasse la leçon ; en pareille matière, moins on a de science, et plus on juge sainement. C'est un de ces points délicats sur lesquels le législateur des Hébreux veut qu'on appelle, pour décider, le premier Israélite qui passe. Je vous regarde faire, souvent, et je trouve, Dieu me pardonne, que vous prenez vos clients à rebours ; oui, vous faites de la médecine en sens inverse ; en conscience, on ne s'y prendrait pas autrement, si l'on voulait faire en sorte que les malades n'en réchappassent jamais. Quand on a le timbre un peu fêlé, on ne peut venir ici que pour recevoir le coup de grâce ; aussi, quand je vous vois à l'œuvre, je me rappelle malgré moi ces plaisanteries vieilles comme le bon sens qui ne règne guère ici : « Ou c'est la maladie qui vous tuera, ou c'est le méde-

« cin. » « Ne dites pas qu'il est mort de la fièvre, dites qu'il est
« mort de quatre médecins et de deux apothicaires. » Croyez-
moi, faites votre *meâ culpâ*, et dites-vous à vous-même,
comme le tuteur de la comédie, votre vénéré patron : « Bar-
« tholo, mon ami, vous n'êtes qu'un sot. » C'est Figaro qui a
raison, et Lisette, toute Lisette qu'elle est, vous bat à plates
coutures. J'ai dit.

— Vous avez dit ; c'est fort heureux. Je vous ai écouté
fort patiemment ; j'en entends bien d'autres tous les jours ;
l'air de la maison vous porte au cerveau, mon cher.

— Ah ! c'est justement là que je vous attendais. Cette
maison, docteur, vous l'habitez depuis plus longtemps que
moi, et s'il y a ici un cerveau qui périclite, ce n'est peut-être
pas le mien. Je ne m'étonne pas qu'un jour la plus forte tête
des temps modernes, Napoléon, visitant Bicêtre, se soit écrié
tout-à-coup : « Sortons d'ici, Messieurs, je ne sais vraiment ce
« que j'éprouve... » Nous sommes en effet, comme Faust et son
compagnon, au milieu d'un perpétuel sabbat : devant nous
tourbillonne la ronde infernale, mais, à force de la regarder,
voilà qu'elle nous emporte malgré nous : vous la dansez aussi,
docteur, et, qui sait? c'est peut-être vous qui menez le branle :
oui, dans vos établissements, le plus malade c'est souvent le
médecin.

— Citoyen, voyons votre pouls.

— Oui, oui, on voit bien que depuis longtemps vous avez
perdu l'habitude de parler à des visages.... d'hommes sensés.
Mais ce que j'admire, c'est que chez vous tous, docteurs de la
spécialité, cette affection est endémique ; au lieu de vous en-
tre-manger, comme cela arrive entre savants, vous vous sou-
tenez tous comme les grands hommes de la *Camaraderie* de
M. Scribe. Un homme qui ne vous connaîtrait pas, notre ami
Proudhon, qui n'est pourtant pas une bête, serait capable de
vous crier, dans sa verve brutale, comme aux révolutionnaires
du temps : « Vous êtes tous des b.... » Je n'achève pas le mot :
moi qui vous connais et qui vous apprécie, je vous le dis sincèrement, et, ma foi, quand je serai sorti de chez vous, j'aurai
besoin de me tenir à quatre pour ne pas le dire aussi aux
roseaux, comme le barbier du roi de Phrygie, car, dès le premier
jour, j'ai vu passer le bout de vos oreilles.... Eh ! bien vous
êtes tous... toqués !

— Continuez, monsieur ; un de ces matins, il faudra que
je vous fasse *calmer* par dix de mes gens, — et il s'éloigna là-
dessus, en haussant les épaules avec un sourire bénin.

Je riais alors, je ne songeais qu'à taquiner l'Esculape du lieu
par d'inoffensives plaisanteries, qui allaient même bien au-delà

de ma pensée. Hélas! je ne savais pas qu'en riant j'avais rencontré la vérité.

Il faut en effet que je me décide à vous le dire, ami lecteur, quoique cette nouvelle doive vous frapper de tristesse autant que de stupeur, et c'est ici qu'il faut s'incliner devant les décrets d'en haut, en répétant : *O altitudo!* Loin de moi l'idée de manquer à ce que je dois à des hommes dont la reconnaissance publique ne prononce les noms qu'avec respect : mais, par l'effet d'une loi mystérieuse du monde moral, il est arrivé à ces hommes illustres, le même malheur qu'à l'illustre auteur de la vision en Dieu ; vous savez que la raison du philosophe chrétien fit naufrage en cherchant à surprendre, dans les ténèbres où il se cache, celui dont nul n'a *sondé la majesté sans être écrasé par sa gloire.* Tel a été le sort de Pinel et de ses disciples. En descendant au fond de ce *puits de l'abîme* de la folie, pour en arracher des malheureux qui périssaient, ils ont trouvé la mort de l'âme, comme ces hardis mineurs qu'on retire asphyxiés par des gaz délétères, ou calcinés par les flammes qui jaillissent du gouffre. Ils ont succombé comme ces chirurgiens de nos armées, qu'un boulet frappe au moment où ils se penchent sur un blessé pour panser sa plaie ; en soignant l'insanité, ils se sont inoculé le virus, ils ont respiré la peste. C'est une vérité historique : beaucoup d'aliénistes meurent martyrs, je veux dire qu'ils meurent aliénés. C'est leur destin. Tout les y prédispose fatalement. S'ils ne meurent pas tous de ce genre de trépas que j'appelle glorieux, tous sont frappés plus ou moins ; plaignons, honorons surtout ces nobles victimes de leur dévouement à la science et à l'humanité ; mais, ne l'oublions pas : de les vénérer comme des martyrs, à les écouter comme des oracles, il y a toute la distance de la terre au ciel. Voyez leurs livres : qu'est-ce que leur psychologie morbide? Une longue hallucination, dont les intervalles lucides sont représentés par quelques pages d'une physiologie grossièrement matérialiste ; comme métaphysiciens, comme moralistes surtout, ils seraient la risée d'un apprenti bachelier. Etudiez leur thérapeutique : c'est le cas le plus curieux et le plus affligeant de *monomanie raisonnante* qu'ait enregistré jusqu'ici l'homme docte à qui revient l'honneur d'avoir trouvé ce mot. Oh! je les entends d'ici : ils ne vont pas manquer de me classer parmi leurs malades. De toutes les accusations que les hommes se jettent et se renvoient comme des dards empoisonnés, celle qu'ils lancent avec le plaisir le plus superbe et la légèreté la plus cruellement homicide, c'est l'accusation de folie, je le sais ; c'est la balle enchantée de la légende diabolique ; c'est le plus terrible des engins de destruction qu'ait encore inventés ce génie des perfectionnements meurtriers qui

étonne et qui épouvante aujourd'hui l'univers ; on est fou au
xixe siècle, comme au moyen-âge on était magicien ou sorcier.
Encore si la présomption de folie, adroitement exploitée, n'avait
d'autre effet que d'arracher souvent à la naïveté du jury la grâce
de quelques scélérats dignes du bagne ou de l'échafaud ! Mais,
avec cette arme à deux tranchants, que de fois on peut immoler
l'innocence aussi bien qu'on immole la morale publique et la justice ! Je m'y attends : ils vont décocher sur moi une des mille
flèches de leur carquois, car ils en ont, Dieu merci, un assorti-
ment assez riche ; on en trouve pour toutes les situations et pour
les individus de toute taille, avec des noms qui appartiennent
exclusivement à leurs inventeurs. Je suis sûr qu'ils vont dire en
grec, que je n'ai plus ma tête à moi ; ils vont publier que je suis
atteint de *pyromanie*, c'est-à-dire, possédé de cette furie incen-
diaire qui mit la torche aux mains d'Erostrate, comme s'il y
avait quelque chose de commun entre le temple d'Ephèse et
leurs Petites-Maisons. Laissez dire ces pauvres gens ; permettez-
leur même de se comparer à ces fous sublimes que le monde a si
longtemps méconnus et insultés, aux Christophe-Colomb, aux
Salomon de Caus, aux Galilée, s'ils le veulent encore : en tout
cas ce sont des Galilées qui ne courent point risque de mourir en
prison ; ils ont eu l'esprit de changer les rôles ; ce sont eux qui
tiennent les autres sous clé. Je les connais, allez, j'ai vu de
près ce qu'on appelle les princes de la science, les hiérophantes
de l'art spécial ; je sais ce que valent les prédictions de ces
Calchas de la Salpêtrière : les gens qu'ils tuent se portent encore
assez bien. Détournons donc la tête s'ils font entendre quelques
cris sur notre passage, et continuons courageusement notre
route : le courage nous est facile, après tout. Dans les siècles
d'oppression et d'ignorance, il en peut coûter cher de dire d'utiles vérités : grâce à Dieu, grâce à nos institutions, l'honnête
homme qui remplit un devoir a le droit aujourd'hui de parler
sans crainte. Je n'apporte point ici les récriminations passionnées
d'un ressentiment mal apaisé ; enhardi par le souvenir de ce que
j'ai vu, je ne veux que faire entendre la plainte consciencieuse,
la plainte mesurée du bon sens qui gémit sur les erreurs, sans
colère contre les personnes, et qui n'aspire qu'à sauver des malheureux, en commençant par éclairer des aveugles et par guérir
des insensés.

VII

Je dis donc qu'il faut remanier de fond en comble, ou plutôt détruire radicalement toute l'économie du traitement médical suivi jusqu'ici, attendu qu'il n'est propre qu'à faire des incurables, et qu'il mérite de prendre rang parmi les plus lamentables aberrations de l'esprit humain. Et, cependant, il n'est merveilles qu'on n'en dise chaque jour. Oui, sans doute, depuis un demi siècle, la science aliéniste s'est signalée par d'étonnantes, j'allais dire par d'effrayantes découvertes; mais c'est le diagnostic seul qui est en progrès; quant à la thérapeutique proprement dite, il est facile d'établir très-sérieusement qu'elle n'a pas fait un seul pas depuis Molière. Assurément, on traite les fous avec beaucoup plus de douceur qu'avant la Révolution; l'humanité doit en rendre d'éternelles actions de grâces au bienfaisant génie de Pinel et de ses successeurs; toutefois, il reste encore dans la pratique médicale un ensemble de mesures de rigueur qu'il faut, je le reconnais, accepter et même bénir, quand elles sont utiles, nécessaires; mais il est des cas où les mêmes mesures peuvent rentrer dans la catégorie des opérations chirurgicales faites sans propos ou hors de propos; appliquées indiscrètement, indistinctement, elles constitueraient la plus révoltante de toutes les cruautés, le plus raffiné de tous les supplices. Qu'on y regarde de près : on verra qu'en dernière analyse ce que les médecins spéciaux décorent du nom de *traitement énergique*, se résout en une série de mauvais traitements qui relèveraient immédiatement de la police correctionnelle ou même de la cour d'assises, s'ils n'étaient pas légitimés par l'intention, absous par les résultats. Mais ce qu'on ne saurait trop répéter, c'est que ces outrages positifs à la liberté du citoyen, ces insultes à la dignité de l'homme, qui figurent en première ligne parmi les recettes de l'art de guérir, sont, avant tout et par-dessus tout, des outrages au bon sens, des insultes à la logique, des attentats à la raison de notre temps et de tous les temps. Comment a-t-on pu croire, comment a-t-on pu persuader pendant soixante ans, à la plus spirituelle de toutes les nations, que, dans cet état de crise effrayante, dans ce moment tragique où l'intelligence, en péril de mort, a droit à tant d'égards, à tant de ménagements, disons mieux, à tant de douloureux respects, le salut de cette intelligence à l'agonie, pût être attaché à l'emploi de je ne sais quels procédés sauvages encore plus que grotesques, dont l'idée n'a pu germer que dans une cervelle en démence, enivrée des vapeurs de l'atmosphère vertigineuse de Bicêtre ou de Charenton! Regardez cette créature infortunée, où brille encore, quoiqu'à demi voilée, l'image du Très-Haut, et qu'un mal étrange menace de faire descendre au rang des brutes; le rayon divin a pâli; la flamme céleste tremble et vacille, battue d'un vent inconnu; ç'en est fait; elle va s'éteindre, s'il ne se trouve pas autour d'elle une main prudente pour l'abriter avec un soin pieux, une main délicate pour protéger, pour ranimer sa lumière expirante... Voyez-les maintenant à l'œuvre, ces rares génies qui accaparent l'admiration, que dis-je? les bénédictions du monde civilisé! Que vont-ils faire?... Ils n'ont rien imaginé de mieux, bon Dieu! dans la profondeur de leur stupidité savante, que d'appréhender brutalement au corps la pauvre créature, de l'emporter tout effarée, de la précipiter toute frémissante dans une sorte de *pandemonium* ou de Cour des Miracles, au milieu d'une bande d'idiots, de gâteux, d'épileptiques, de maniaques souvent furieux, et de la tenir là pendant des mois entiers, éperdue, humiliée, seule, face à face avec des réalités plus affreuses que le cauchemar le plus lugubre! Encore, n'ai-je parlé que des horreurs du lieu qui est la plus terrible des prisons, sous les dehors d'une maison de plaisance; je n'ai rien dit des douches qui font jeter les hauts cris au patient, rien du hideux vêtement de force, rien des violences ignobles, des voies de fait, osons écrire le mot en toutes lettres, des *coups de poings*, auxquels tout le monde sait que les gardiens ont l'habitude et le droit de recourir, pour dompter, sur l'ordre du médecin, toutes les révoltes de la nature et de l'âme qui se soulèvent à la fois à l'aspect de cet étrange libérateur et de ses rébarbatifs auxiliaires! De pareils moyens curatifs (s'il est permis d'user encore de cette inqualifiable antiphrase), seraient de nature à créer la folie où elle n'existerait pas; où elle existe, ils ont pour effet certain, nécessaire, irrésistible, de la pousser promptement à ses dernières limites; de faire le vide, de faire la nuit éternelle dans l'entendement dévasté; le saisissement, la peur et surtout la fureur, ont bien vite achevé de briser ce frêle roseau pensant qui s'appelle l'homme. Pour rendre un homme fou il ne faudra ni trois jours, ni même trois heures; ce sera peut-être assez de quelques instants; l'effroi, la honte de se voir là peuvent suffire. Voilà ce qu'on appelle aujourd'hui le triomphe de l'art, le *fin des fins* de la médecine. On souffre à dire, en vérité, qu'au milieu du xixᵉ siècle, la science philanthropique par excellence, en est encore aux tristes bouffonneries, aux billevesées sinistres du second acte de M. de Pourceaugnac, compliquées des tortures morales de l'isolement

absolu, invention récente, dont les effets ne peuvent se comparer qu'à ceux du système cellulaire, si justement défini, « la
guillotine de l'esprit. » J'entends dire souvent, mais bien bas,
qu'on guérit fort peu dans les établissements d'aliénés. Je m'é-
tonne bien plus d'entendre dire qu'on y guérit quelquefois. Les
statisticiens doivent se tromper : j'en appelle de la statistique aux
lois immuables du cœur de l'homme. Oui, quand, par le plus
grand des hasards, il arrive qu'on obtienne une cure avec cette
routine aussi sotte que barbare qu'on suit dans les maisons de
santé les mieux famées de la Capitale, il ne faut pas seulement
dire que la science vient de faire un prodige, on peut affirmer
intrépidement, que la bonté divine y a mis du sien, et que le
temps des miracles n'est point passé.

Donc il faut supprimer à jamais la réclusion comme moyen de
traitement, attendu qu'elle paralyse l'effet de tous les autres remèdes, attendu qu'au lieu d'être un remède, elle est une infaillible
aggravation du mal, ou plutôt qu'elle est elle-même le pire de
tous les maux. Que si on ne peut la supprimer entièrement, il
faut au moins la restreindre à des cas infiniment rares, et, dans
chacun de ces cas, contrôler sévèrement tous les avis des hommes de l'art par des représentants accrédités du sens commun,
si souvent en contradiction avec la science ; il faut enfin oppo-
ser à l'omnipotence, à l'omniscience présumée du médecin,
l'autorité tutélaire de la magistrature, et bien plus encore l'autorité sacrée de la famille dont le rôle est complètement nul
dans le système de la loi. On l'a vu : toutes les fois qu'il
s'opère dans les asiles publics ou privés un de ces placements
philanthropiques qui, deux fois sur trois, sont des emprisonne-
ments à perpétuité, ni les parents ne sont entendus, ni les
magistrats ne sont consultés ; ils arrivent plus tard, c'est-à-
dire trop tard ; tout se passe entre aliénistes, sur la réquisition
du premier venu. Or, il faut bien le dire, l'étude approfondie
du redoutable problème de la folie, l'aspect continu, le contact
quotidien des fous, déterminent même chez les aliénistes les
plus éminents, une sorte d'illusion d'optique passée à l'état
chronique, véritable maladie professionnelle, qui leur fait voir
partout des fous et mettre partout un grain de folie, jusque dans
la tête de Socrate.

Tout le monde a lu les ouvrages de haute fantaisie d'un
célèbre aliéniste. Ainsi, celui que la voix de l'humanité, faisant
écho à l'oracle de Delphes, proclame depuis plus de deux mille
ans le plus sage des hommes, aurait été exposé, de nos jours, à
endosser la camisole de force ; et, dans un cabanon voisin, on
eût jeté des seaux d'eau froide sur la tête de Pascal, pour le
guérir de cette *névrose* que la postérité appelle son génie.

Ces graves inepties et vingt autres de même force, qui décèlent une vue si fausse, une ignorance si parfaite de la nature humaine, semblent au premier abord purement et simplement justiciables de la haute comédie; peut-être même verrons-nous, un jour, sortir de là quelque piquant opuscule, avec ce titre : *Nouveaux éléments de psychologie, par Sganarelle.* Mais, quand on y réfléchit, ce qui d'abord faisait rire, doit plus d'une fois faire trembler. Car, qu'en faut-il conclure? C'est qu'en France, deux, trois et quatre cents fois l'an, la liberté, l'existence du citoyen, se trouvent exclusivement livrées à la merci d'un tribunal composé de cerveaux étroits, gâtés par des théories malsaines, ou, pour parler plus correctement, à la merci d'un jury de monomanes de la plus formidable espèce; car leurs erreurs, d'autant plus dangereuses qu'elles émanent d'hommes profondément consciencieux, extrêmement honorables, ne vont pas à moins qu'à faire enterrer les gens tout vifs.

Pour nous résumer : 1° on enferme trop légèrement les aliénés et on les enferme sans aucune forme de procès ou plutôt sans qu'on soit assuré s'ils sont malades; 2° on leur fait suivre un traitement réprouvé par la vraie médecine et par le bon sens; 3° on prononce sur leur état mental, c'est-à-dire, on décide à jamais de leur sort, contrairement aux notions les plus élémentaires de la logique et du droit, et dans des conditions telles qu'il peut y avoir autant de bévues que d'arrêts, et autant d'inhumations précipitées que de bévues. — Quand la raison publique dûment éclairée aura mis l'Etat et la science en demeure d'opérer sur ces trois point essentiels une réforme radicale, il est impossible qu'on ne remarque pas avant peu une baisse à vue d'œil dans le chiffre de la population des aliénés.

VIII

On voit quelle est la portée de la découverte que nous annonçons au public. Nous avons à cœur d'en préciser le sens bien nettement, et de le réduire à ses véritables termes pour que l'opinion ne s'y trompe point. — Eblouie par le mirage d'une idée fausse, et pressant cette idée avec la rigueur du raisonnement qui, comme on le sait, bannit souvent la raison, une petite église médicale a enfanté de nos jours un système marqué au coin de la folie. — Ce phénomène s'est reproduit vingt fois dans l'histoire de la philosophie et des sciences. — Le génie lui-même n'y a point échappé, s'appelât-il Platon, Descartes, Malebranche, Leibnitz, et enfin Pinel. Sur la foi du grand aliéniste, l'Aristote, l'Ange de l'Ecole, des hommes éminents à tous égards, se sont persuadé consciencieusement, car *le maître l'avait dit*, que, pour guérir la folie, il fallait renfermer le malade dans un lieu où se trouvent déjà des fous. Contre-sens meurtrier , absurdité désastreuse qui a peut-être fait autant de victimes que le vin émétique ou l'antimoine au xvıı^e siècle.

Plein d'un respect superstitieux pour le dogme de l'infaillibilité médicale, l'Etat, comme la société, a cru que cette théorie était la panacée universelle : il s'est donc mis en devoir de régulariser les placements en question, en évitant qu'ils pussent jamais porter atteinte à la plus sacrée de nos libertés. A ce point de vue, l'Etat a pleinement réussi. La liberté individuelle n'a point encore reçu d'atteinte. Mais, en conjurant un péril qui n'existait pas, qui, selon toute apparence, ne pouvait pas exister, le législateur n'a pas évité, n'a pas même aperçu un autre péril malheureusement trop réel ; il a créé, à son insu, il a organisé savamment, sans s'en douter, il a presque établi en permanence la possibilité d'un nouvel homicide par imprudence, qui se peut définir le meurtre involontaire de la raison humaine. Bref, en voulant nous guérir, la médecine aliéniste nous change en bêtes, comme Circé ; en voulant nous sauver, la légalité actuelle nous tue.

Voilà le vrai de la situation : on peut juger s'il est urgent d'en sortir.

Rire des médecins, comme autrefois, serait une haute inconvenance en un sujet si grave et si triste ; les accuser serait une calomnie absurde autant qu'atroce ; appliquons-leur seulement la parole divine : « Pardonnez-leur, car ils ne savent ce qu'ils font. » Ce sont des malades qu'il faut rendre à la raison, des enfants terribles, entre les mains desquels il ne faut pas laisser plus longtemps l'arme redoutable de la loi. Contentons-nous de leur lier les mains avec prudence et avec douceur ; confinons-les au fond de leurs maisons, avec un bon choix d'ouvrages de philosophie morale et même de grammaire, dans lesquels ils n'ont apparemment jamais lu, pas plus qu'ils n'ont su lire dans le livre de la nature ou dans celui de l'âme humaine, attendu que l'âme, au dire d'un de leurs grands hommes, l'illustre Broussais, « est un *individu dont personne n'a jamais vu les oreilles.* » Mais surtout, avertissons les familles de regarder à deux fois avant de confier les êtres qui leur sont chers à ces docteurs malencontreux qui ne savent que changer la fièvre en chaud mal et la migraine en frénésie. Il est temps que le public prenne ses sûretés contre cette folie qui s'ignore : après tout, si elle a fait parfois des malheureux en faisant des dupes, on l'excusera ; c'est qu'elle-même est la première dupe de ses propres hallucinations, la première victime de cet esprit de vertige et d'erreur que Dieu répand non-seulement sur les rois ou les peuples, mais aussi sur les savants et les sages de la terre, quand il veut nous avertir de nous défier d'eux ou les avertir de se défier d'eux-mêmes.

Vraiment notre siècle a été réservé pour donner à l'univers un spectacle inouï, un spectacle qui sera l'étonnement, le scandale des races futures. Quelques fous trompant avec une entière bonne foi des millions de niais honnêtes ! Le premier peuple du monde écoutant à genoux, avalant, les yeux fermés, des bourdes naïves dignes du *Médecin malgré lui !* Avec quel rire amer Pascal aurait contemplé cette humiliation sanglante infligée à l'orgueil de notre raison ! Quel cri de triomphe et en même temps quel soupir de pitié il eût laissé échapper en voyant une génération, qui se dit fille de Voltaire, qui se vante d'être sceptique, qui voudrait bien se croire athée, et qui sacrifie aux idoles les plus grossières, ne se reposant pas même dans l'idolâtrie, et roulant de chute en chute jusqu'au fétichisme ! Il l'avait bien pressenti, l'homme supérieur auquel le pays a remis ses destinées, et qui est aujourd'hui plus que jamais l'espoir de la démocratie de l'avenir, lui qui, il y a huit ans, au banquet de Bordeaux, lançait à la France, à l'Europe, au monde entier ces paroles prophétiques qu'on verra bientôt réalisées :

« Il y a encore bien des faux Dieux à abattre. »

9,678 — Abbeville. Imp. R. Housse,